Eu, super-humano

Pequenas lições de *Biohacking* que nos ajudam a melhorar e estender nossas vidas

João de Araujo Junior, PhD

Índice

Capa: Cloe Araújo e Camila Cayres
Revisão ortográfica: Cloe Araújo, Lumi Kawauchi e Camila Cayres

Introdução

É importante ajustar expectativas sobre o que estamos chamando de *Biohacking* neste livro, pois existem dois grandes temas debaixo deste conceito. Por *Biohacking*, podemos entender abordagens invasivas a nosso organismo, como por exemplo órteses e próteses, implantes e transplantes, uso de nano-robôs para cura de doenças... visando conferir propriedades não naturais ao ser humano. Uma famosa capa da Revista Time de anos atrás [1] falava: "2045: o ano em que o Homem se torna imortal". Não tenho esta pretensão neste livro.

Nossa abordagem com o *Biohacking* é falar sobre alimentos e hábitos alimentares, práticas físicas, meditação e terapias envolvendo os 5 sentidos que em seu conjunto não tornam ninguém imortal, mas que podem fazer com que nos tornemos supercentenários (designação dada a quem vive mais de 110 anos) e usufruir destes anos com saúde e um desempenho físico e cognitivo acima da média.

Vamos falar destes assuntos por meio de 13 cápsulas, como se fossem medicamentos – e se você se dispor a tomá-las consistentemente em seu dia-a-dia poderá muito rápido começar a experimentar uma qualidade de vida superior. Gosto do termo "cápsulas" ao invés de capítulos porque são pequenas, fáceis de assimilar mas de grande efeito.

Na verdade, a primeira metade destas cápsulas não são "de tomar" – são hábitos que você precisa incorporar em sua vida. A primeira cápsula fala sobre como aumentar naturalmente a produção de hormônios essenciais em nosso organismo, gerando uma grande melhoria na sua qualidade de vida com um mínimo de esforço. Esta e as cápsulas seguintes (até metade do livro) estão associadas com o que eu chamo de resgaste do velho ser humano – hábitos que nossa espécie tinha há dezenas de milhares de anos atrás, muito antes da agricultura e da escrita, e éramos todos caçadores-coletores. As últimas cápsulas procuram revisitar conceitos e trazer dicas importantes sobre alimentação.

As cápsulas não estão listadas em ordem crescente de dificuldade – na verdade você poderá "ingerir" todas elas logo depois de sua leitura. Mas não tenho a pretensão de evitar que você busque alguma ajuda profissional. Muito pelo contrário, recomendo que você sempre busque um nutricionista, psicólogo, fisioterapeuta, educador físico entre outros profissionais que certamente poderão dosar melhor cada uma dessas cápsulas na sua vida. O que todas elas têm em comum? Meu interesse em compartilhar com você todas as experiências que vivenciei nestes mais de 20 anos estudando Química e Bioquímica, e fazendo de meu corpo um laboratório. Esta jornada tem muito a ver com a ilustração da capa – uma reprodução da obra de Bobbie Carlyle – *The Self Made Man* [2] ("O homem feito por ele mesmo", em minha tradução livre). Acredito que possamos esculpir nosso corpo e mente buscando uma versão melhorada de nós mesmos a cada dia.

Por último, gostaria de dizer que este livro foi feito para ser lido com calma em 2-3 horas... as cápsulas são bem fáceis de engolir. Sempre que não for tão fácil achar mais informações no Google, adicionei uma referência bibliográfica que pode te ajudar a se aprofundar no assunto – mas isto não é necessário, cada cápsula tem o que você precisa saber para experimentá-las e ter uma vida melhor e mais longa!

Boa Leitura!

Cápsula 1 – Cuidado com a DOSE!

DOSE é um acrônimo que inventei para as iniciais de importantes hormônios em nosso organismo: Dopamina, Oxitocina, Serotonina e Endorfina (na verdade, existe outro bem importante que vamos tratar na cápsula 2 – a Melatonina)

A **dopamina** é o hormônio da recompensa. É aquela sensação de bem-estar que temos depois de completar uma lista de tarefas, arrumar a casa ou colocar os e-mails em dia. Tenho duas sugestões de como incentivar a produção deste hormônio em seu organismo:

✓ Procure quebrar atividades complexas, difíceis de resolver, em passos mais simples.

Sabe aquela coisa que você precisa fazer mas fica angustiado(a) ou ansioso(a) só de pensar em começar? Pode ser escrever uma monografia de sua faculdade, ou planejar uma viagem. Procure listar as pequenas atividades necessárias para chegar no seu objetivo, e vá fazendo um "check" em cada uma delas ao ir concluindo. Usando o exemplo da viagem: Comprar passagens... *check*. Reservar hotéis... check. Definir os passeios... check. Achar alguém pra cuidar do seu gato... *check*. Isso será tão prazeroso que quando você menos esperar, vai ter concluído o trabalho!

✓ Tenha boas conversas. O ser humano, até uns 6 mil anos atrás (antes de dominar a Escrita), tinha a linguagem verbal como única maneira de passar conhecimentos. As pessoas se reuniam ao redor de uma fogueira ao pôr-do-sol para contar como foi seu dia, difundir hábitos e tradições... está no nosso DNA! Ao ouvir uma boa história, nosso cérebro produz muita dopamina. Este é o segredo dos grandes oradores, que conseguem cativar suas audiências.

A **ocitocina** é o hormônio do amor. É o prazer que temos ao abraçar alguém, brincar com um bebê, um simples apertar de mão... muitas vezes subestimamos o valor do contato físico. Já dizia Vinícius de Moraes:

Que prazer mais um corpo pede
Após comido um tal feijão?
- Evidentemente uma rede
E um gato para passar a mão...

Inclua em sua agenda motivos e situações para aumentar o seu nível de ocitocina!

A **serotonina** é meu hormônio favorito. Traz calma, paz interior. É o que você sente ao meditar, tomar banho de sol, quando está correndo, nadando, andando de bicicleta, ou caminhando em um trilha na natureza. Se precisar caminhar ou correr em uma esteira tudo bem, mas evite ficar consultando o celular ou vendo TV – procure olhar para um ponto fixo e distante na paisagem. O *stress* da vida moderna aumenta os níveis de Cortisol e adrenalina – que reduzem os níveis da serotonina.

Por fim, a **endorfina** é o hormônio que controla as dores. Você pode aumentar seus níveis para redução de dores crônicas simplesmente assistindo uma boa comédia, daquelas que você ri até engasgar, ou pode comer um chocolate amargo (70% mínimo de cacau), que aliás também aumenta a serotonina. Praticar exercícios físicos também ajuda. Tão simples que é até difícil de escrever mais sobre isso.

Veja que para aumentar sua DOSE, você não precisa gastar nenhum centavo – apenas revisitar seus hábitos. É o primeiro passo para uma vida mais longa e de maior qualidade.

Cápsula 2 – Dormir melhor

Só para reforçar que essas cápsulas não são todas "de tomar", vamos falar agora sobre dormir bem. Durma bem e viva mais e melhor. Várias pesquisas indicam que dificuldades cognitivas, o mal de Alzheimer, vários tipos de câncer, obesidade mórbida e diabetes tem uma relação direta com deficiência do sono. Um estudo com adultos de 45 anos de idade ou mais demonstrou que aqueles que dormem em média menos do que 6 horas por dia tem 200% mais chance de ataque cardíaco [3]. Mas tudo isso você meio que já sabia, não é mesmo? Então, como melhorar nossa qualidade de sono sem tomar remédios?

O ser humano caçador-coletor de 40 mil anos atrás. tinha uma jornada árdua, que começava ao nascer do sol. Chegava a caminhar 60 quilômetros em um único dia, de pés no chão ou usando finas tiras de couro como calçado. Se reuniam ao redor da fogueira poucas horas depois do pôr-do-sol para conversar, faziam sua única refeição do dia (falaremos sobre isso mais adiante), e dormiam.

Embora a vida moderna não nos permita copiar esta rotina (por exemplo, é quase inviável pensarmos em ir pra cama logo depois do pôr-do-sol), se pudermos pelo menos ficar alguns minutos do dia de pés descalços e resgatar as cores que enxergávamos ao longo do dia – a luz clara do sol ao amanhecer e o laranja avermelhado das chamas à noite – certamente dormiremos melhor.

Vamos primeiro falar sobre os pés descalços. Na verdade estamos falando de, ao menos por 15 minutos ao dia, não usar calçados de sola de borracha – que nos isolam do contato com o solo – e também fugir do piso da selva de pedra – pavimento, concreto armado, carpete, azulejos, etc. Ao posicionar nossos pés sobre a grama molhada (a umidade melhora a conectividade elétrica) ou terra úmida, nosso corpo absorve cargas elétricas negativas da Terra – que eliminam os radicais livres que existem em nosso corpo. Com menos radicais livres, nosso organismo tem menos inflamações, menor tendência ao envelhecimento precoce, redução de dores crônicas e a sensação de bem estar geral melhora significativamente a qualidade do sono [4].

Agora, vamos conversar sobre as cores do dia. Você sabia que nosso corpo tem um relógio interno? Chama-se ritmo circadiano. Este relógio biológico se acerta todos os dias através de alguns gatilhos, como por exemplo o sol da manhã. Então, se você não toma sol pela manhã (estamos falando de no mínimo 10 minutos de exposição à luz solar), seu corpo não entende que um novo dia começou. Além disso, as luzes que observamos à noite - os monitores de TV, computadores e celulares - tipicamente emitem uma luz de alta frequência que chamamos de "luz azul", cor contrária ao laranja e vermelho no espectro da luz visível. Essa luz azul diminui os níveis de melatonina em nosso organismo – hormônio que garante uma boa noite de sono. As luzes laranja e vermelha, por outro lado, aumentam os níveis de melatonina. E isto é comprovado cientificamente [5]!

Comece o dia de pés descalços tomando um solzinho matinal. Mesmo morando numa grande metrópole, com certeza você encontrará um "santuário" próximo de sua casa, tudo o que você precisa é menos de 1 metro quadrado de chão sem asfalto. Evite assitir TV menos de duas horas antes de dormir. Procure filtrar a luz azul à noite, seja usando óculos de lentes amarelas ou vermelhas (estilo *Bono Vox*) ou colocando uma luz alaranjada/vermelha no seu quarto. Se tem um *iphone*, ative o modo noturno (*night shift*). Aquiete sua mente lendo um livro em voz alta, conversando com sua família ou fazendo uma meditação.

Cápsula 3 – Exercícios funcionais

Imaginem um dia típico de um ser humano da era Paleolítica Superior – entre 40 e 10 mil anos atrás. Como não dominávamos a agricultura e a pecuária, basicamente vivíamos da coleta de frutos, sementes, ovos e pequenas caçadas (80% de nossa alimentação) e caça de grandes mamíferos (os outros 20%). Os bandos eram de cerca de 30 pessoas, que tinham pouca especialidade entre si (basicamente todos faziam de tudo). Os alimentos das regiões ocupadas eram rapidamente consumidos, forçando os grupos a se deslocarem para outro local. Mas observe que o ser humano não caminhava simplesmente – carregava pesos, lutava, subia e descia morros e nadava nesta jornada.

É difícil imaginar que nosso corpo pode suportar uma rotina dessas, não é mesmo? Mas, acreditem ou não, fomos feitos para isso! E o sedentarismo atual é algo que vai contra nossa biologia. Na chamada revolução neolítica, o ser humano começou a dominar o cultivo de grãos, com os quais produziu pão e cerveja. Os grãos tiraram da humanidade a obrigação das grandes caminhadas nômades e caçadas – mas trouxe o efeito colateral da obesidade, diabetes, cardiopatias... vivemos mais, mas com uma qualidade de vida pior.

Como vencer o sedentarismo? A maneira mais intuitiva de fazer isso é tentar recuperar alguns dos hábitos do ser humano paleolítico, ao menos por uma hora diária. Os exercícios funcionais permitem que nós pratiquemos nossas diversas capacidades físicas – resistência cardiorrespiratória, muscular, flexibilidade, precisão, equilíbrio... capacidades que muitos de nós sentimos falta no dia-a-dia ao tentar carregar compras do mercado, subir em uma escada para trocar uma lâmpada ou empurrar o carro que parou na rua.

Existe um número crescente de academias dedicadas a treinamentos funcionais. Entre elas, gostaria de destacar o *Crossfit*, que se praticado sob a supervisão de um treinador qualificado e com períodos de descanso adequados entre os treinos é, em minha visão, a atividade física completa. Hoje em dia, pratico Crossfit cerca de 3 vezes por semana, mais um dia de musculação e um quinto dia de Pilates. Percebo uma sinergia muito grande entre estas atividades. Antes do Crossfit, as artes marciais me encantavam – o Judô e o Aikidô

Cápsula 4 – Jogue o lixo fora!

"O lixo é qualquer coisa em sua mente que está te impedindo de aproveitar o que realmente importa: este momento, aqui e agora"

Esta é uma citação de Sócrates, personagem de meu filme e livro favorito: *Peaceful Warrior* (O Caminho do Guerreiro Pacífico, na tradução em português).

O Ego, que mora em nossa mente, é aquela vozinha que sempre procura nos amarrar a coisas do passado ou condicionar nossa felicidade a algo que vai ocorrer no futuro. Quantas vezes falamos para nós mesmos: "naquela época é que era bom", ou "quando tiver tal coisa, aí sim serei feliz".... tais afirmações nos afastam de uma vida plena. O ser humano por muito tempo se ocupou das coisas - o que comer e beber naquele dia - e só no passado recente da Humanidade passamos a nos preocupar com o futuro, ou se lamentar pensando no passado. A comodidade da vida moderna deixa nossa mente sujeita a estes pensamentos. Como evitá-los? Vivendo a vida intensamente. E não estou falando de pular de *bungee jumping* todos os dias, mas sim de valorizar cada momento, ocupar-se dele como se fosse (e de fato é) a única coisa que importa. O passado já ficou pra trás, e o futuro é uma ilusão – quando ele chega, já virou o presente, que é tudo o que temos.

Um mito da sociedade atual é o *multitasking*, a falsa impressão de que podemos fazer várias coisas ao mesmo tempo... mas na verdade o que conseguimos é fazer várias coisas erradas ou incompletas ao mesmo tempo, além de nos frustrarmos e ficarmos ansiosos.

Não importa o que você for fazer – inclusive nada – faça com todo seu coração e com dedicação. Provavelmente você só precisará realizar aquela atividade uma vez, sem retrabalhos, e a sensação de dever cumprido vai te encher de satisfação. E quando você começar a pensar sobre o futuro, faça a seguinte pergunta a si mesmo: o que estou precisando neste exato momento que não tenho? Você ficará surpreso ao descobrir que você tem tudo que precisa para viver aquele momento.

Cápsula 5 – Jejum intermitente e bebidas *Bullet proof*

Na cápsula 2, falamos que o ser humano caçador-coletor fazia quase sempre apenas uma refeição por dia. Não era algo intencional, mas condicionado ao seu próprio estilo de vida nômade. Esta prática adaptada aos dias de hoje pode trazer muitos benefício para nossa saúde. Vamos primeiro falar dos benefícios, e na sequência sobre minha adaptação preferida para o jejum paleolítico.

Bem, quando você passa um longo período sem comer (acima de 12 horas), uma série de coisas interessantes começam a contecer no seu corpo [6]:

- O organismo inicia um processo de eliminação (autofagia – do grego, "comer a si mesmo") de células defeituosas, aquelas que no longo prazo poderiam causar câncer, por exemplo. Não estou afirmando que o jejum intermitente diminui as chances de você ter câncer, mas acredite – você vai viver melhor sem estas células defeituosas no seu corpo

- Esse processo de autofagia também inclui o "reparo" de células, com a eliminação de proteínas tóxicas associadas com doenças neurodegenerativas como o mal de *Alzheimer* e *Parkinson*

- Os níveis de insulina diminuem e do hormônio do crescimento aumentam – estas duas alterações promovem o consumo de gorduras, incluindo a gordura visceral – a barriguinha tão difícil de perder

- O jejum intermitente reduz as inflamações no organismo – veremos na cápsula 9 que isto é muito importante para nosso bem estar

- Há ainda benefícios que não foram provados cientificamente em humanos, como o aumento da expectativa de vida

Sabendo de todos estes benefícios, vamos falar agora sobre como adaptar o jejum intermitente a nossas vidas no mundo moderno. Existem vários métodos de jejum intermitente, mas o que mais deu certo para mim foi o jejum de 16 horas. Coma normalmente no jantar, às 8 da noite. Ao despertar, tome um café *bullet proof* (café sem açúcar com uma colher de sopa de óleo de côco e uma de colher de sobremesa de manteiga *ghee*).

Não consuma outros alimentos (apenas hidrate-se bastante com líquidos sem açúcar – água e chás) até a hora do almoço – e coma normalmente. E pronto! Você terá feito 16 horas de jejum.

Porque o café bullet proof? A cafeína e as gorduras boas do óleo de côco e da manteiga ghee estimulam o consumo de gorduras em seu organismo – é necessário forçar seu corpo a "trocar de chave", passar a consumir gorduras ao invés de carboidratos. Além disso, ajuda a manter a concentração, energia e foco no começo do dia (algo não tão fácil quando se está de jejum). Já substituí o café por chá verde, e ficou bem gostoso. Costumo fazer este jejum 3 vezes por semana (mas algumas vezes faço em todos os dias úteis). Em um mês praticando este jejum, percebi uma redução importante na minha circunferência abdominal, além de me sentir melhor e mais disposto durante o dia. Experimente!

Cápsula 6 – Conexão com a Natureza

Esta é nossa última cápsula dedicada ao resgate dos bons hábitos dos seres humanos do passado – e a mais curtinha. Uma das características das religiões judaico-cristãs, que tem nos acompanhado há 6 mil anos, é apresentar a raça humana como senhora da criação... mas nossa caminhada sobre a Terra acontece há muito mais tempo, e na maior parte desta jornada nós fomos parte integrante da natureza, e não senhores dela. Esta última postura nos desconecta do meio ambiente e pode nos levar a tratá-lo como temos visto ultimamente... desmatamento, poluição, exploração descontrolada dos recursos naturais. Não pretendo aqui pedir a ninguém para mudar sua crença ou religião (eu mesmo não mudei), mas sim a repensar sua conexão com a natureza, usando como referência os índios – que sempre fizeram os assentamentos humanos mais integrados – e menos poluidores – de nossa história.

Nosso espírito habita em três casas: nossa alma, nosso corpo e a Terra. Não adianta fazer um bom trabalho nas duas primeiras e ignorar a importância da terceira. Precisamos cuidar do meio ambiente, e nos integrarmos com ele! Os outros animais, os vegetais, os minerais, o vento, a água, o sol, o fogo, a terra e o ar são parte da criação divina tanto quanto nós somos, e ignorá-los vai contra nosso bem-estar, tanto físico como emocional. O que todos os índios têm em comum, tanto na ásia como nas américas, manifestado de várias formas, é o Xamanismo, que conceitualmente prega esta integração.

Admirar o nascer ou o pôr-do-sol, abraçar uma árvore, acender uma fogueira na praia e contemplar as chamas em uma roda de amigos, caminhar de pés descalços na terra (aliás, já falamos sobre isso na cápsula 2)... são todas maneiras de se conectar à Natureza e viver melhor. Considere incluir estas atividades em sua agenda!

Cápsula 7 – Termogênicos: vamos apimentar nossa vida?

Adoro pimenta – e por isso decidi dedicar uma cápsula sobre elas. Brincadeiras à parte, as pimentas fazem parte de um grupo de alimentos classificados como termogênicos, que aumentam uma coisa chamada metabolismo basal que é a quantidade de calorias que nosso corpo gasta sem que façamos algum esforço voluntário, como para manter o coração batendo, estabilizar nossa temperatura, pensar, etc. Eles fazem isso aumentando o consumo de energia necessário para a sua própria digestão – nosso corpo gasta mais energia para absorver estes alimentos do que outros.

Vou listar abaixo os 5 principais alimentos termogênicos. É importante mencionar que eles só fazem efeito enquanto são consumidos (não existe um efeito termogênico tardio), e você precisa incorporá-los em sua alimentação pelo menos duas vezes por dia para ter um efeito significativo na forma de queima de gordura e perda de peso.

1. Pimenta vermelha. Ótima opção, se você não tiver problemas gástricos. Esta maravilhosa especiaria induz a produção do hormônio noradrenalina, que é envolvido no processo da termogênese.

2. Verdinho no prato. Alface, couve, agrião... são todos ricos em fibras, substâncias que fazem o organismo gastar bastante energia na digestão.

3. Vinagre de maçã. Dizem que as modelos profissionais tomam um copo pela manhã. Não recomendo que você faça isso, mas regar sua salada com vinagre é uma ótima opção.

4. Chá verde e café (ou na verdade qualquer bebida com cafeína). A cafeína é um termogênico natural. A vantagem do chá verde é que além de cafeína ele possui um inibidor da amilase, que é responsável pela digestão dos carboidratos (ou seja, ele diminui a absorção de glicose por nosso organismo [7]).

5. Canela. Acho que tudo vai bem com canela... café, abacate e banana amassados, mingau... ultimamente tenho tomado iogurte grego com um colher de canela. De vez em quando substituo a canela por Chai – um pózinho bem parecido mas muito mais saboroso, que gosto de chamar de canela

turbinada – ele também possui gengibre, chá preto, cardamomo e cravo.

Estes 5 alimentos vão fazer a diferença em sua dieta! Espero que gostem. Vale lembrar que é preciso combinar a ingestão destes alimentos termogênicos com uma alimentação saudável e atividade física regular.

Cápsula 8 – Uma vida sem glúten... ou com menos glúten

O glúten já gerou muita discussão. Nos anos 90, dietas sem glúten davam a falsa impressão de que esta substância engorda... na verdade eram retirados alimentos que engordam, como o pão, massas e bolos. A restrição ao glúten só deve acontecer se a pessoa tiver intolerância. Mas este é o ponto que queria discutir aqui... quem tem intolerância ao glúten? A resposta é TODOS NÓS, o que muda é o grau de intolerância.

É uma proteína encontrada naturalmente no trigo, no centeio e na cevada. Nos pães, mais glúten é adicionado para conferir maior maciez. Um componente do glúten chamado gliadina (na verdade este é o que temos no trigo, na cevada e no centeio encontramos moléculas muito parecidas) é resistente à absorção intestinal (isso vale para todos os seres humanos), e acontece uma reação inflamatória em nosso organismo que dá aquela sensação de "barriga dura" que temos depois de comer pão.

Minha sugestão é substituir o pão pela tapioca, a pizza convencional de farinha de trigo por farinha de arroz ou grão de bico, e a massa de macarrão convencional por massa de arroz. O pãozinho caseiro também é uma opção melhor que o pão de padaria, por não ser "enriquecido" com mais glúten.

Particularmente em meu caso, passei a ter uma dieta sem glúten porque minha esposa é alérgica a esta substância. No entanto, retirá-lo de minha dieta tornou minha digestão mais fácil, diminuindo o desconforto abdominal e tornando minhas idas ao banheiro mais regulares. Hoje existe até mesmo cerveja sem glúten, pouco a pouco vemos alternativas para todos os alimentos e bebidas no mercado. Mas se você não for diagnosticado com alergia a glúten ou a chamada doença celíaca, sugiro não descartar um pãozinho na chapa de vez em quando!

Cápsula 9 – Abacate: o super alimento

Vocês não vão me ver em nenhum outro momento chamar um alimento de "super", pois me parece que este título dá a impressão de que algum alimento (saudável) é mais importante do que outro. Na verdade, em uma dieta balanceada todos têm seu lugar. Mas abro uma exceção para o abacate – e nesta cápsula vou explicar o porquê.

Primeiro, ele na minha opinião é um dos alimentos mais versáteis que existem. Afinal, qual outro alimento permite que você faça receitas doces ou salgadas? Eu normalmente tomo o abacate batido com leite de amêndoas e aveia, fica bem docinho – e aqui em casa nós também fazemos *mousse* de abacate (abacate amassado com cacau em pó) que fica uma delícia. Mas também misturamos o mesmo abacate amassado com vinagrete, na forma de um guacamole brasileiro que vai super bem com barquinhas de tapioca. Além disso, é um dos alimentos com menor teor de açúcar – 0,7%. Apenas alimentos muito menos versáteis tem um conteúdo de açúcar tão baixo, como a azeitona, o limão e as frutas vermelhas.

Além de ser *sugar free* e de sua versatilidade, vamos às outras vantagens do abacate que lhe dão o título de super alimento. O abacate é rico em gorduras mono-insaturadas. Sem entrar muito nos detalhes, gordura saturada é aquela que na temperatura ambiente fica sólida, como a manteiga ou a margarina (ver cápsula 14). Enquanto que as insaturadas são líquidas – como no azeite de oliva. "Mono-insaturada" é a classe de gorduras desse tipo que apresentam o menor grau de insaturação, e muitos trabalhos apontam os benefícios desta substância: redução do colesterol, do diabetes, e inflamações no organismo*.

* a inflamação é uma reação natural do organismo, mas quando em forma contínua pode causar problemas cardiovasculares. Sobre isso, além dos cuidados com o glúten (cápsula 08), também tome cuidado com o tártaro nos dentes! Muitos trabalham confirmam a correlação entre tártaro e doença cardiovascular, devido à reação inflamatória no organismo causada pelo tártaro [8]. A escovação diária de 3 a 4 vezes por dia e uma limpeza no dentista a cada 6 meses vão te deixar livre deste problema)

O abacate também é uma fonte natural de vitaminas e sais minerais que não são tão fáceis de achar em outros alimentos, e que às vezes recorremos a suplementação alimentar – caroteno, vitamina K, complexo B, potássio, magnésio e fósforo. Encontrar todas esssas substâncias em um único alimento é fantástico!

Cápsula 10 – Comer LFGQ e suplementação alimentar

Sabe o que grandes animais como os gorilas, elefantes, girafas, hipopótamos, cavalos... e até o maior dos antigos dinossauros têm em comum? Todos vegetarianos! Queria antes de mais nada desmistificar um conceito errado que muitos de nós temos, de que uma dieta vegetariana não tem todos os nutrientes necessários para uma boa alimentação. Agora, vamos ao "LFGQ": são as iniciais de Lentilha, Feijão, Grão-de-bico e Quinoa. Incorporando estas 4 leguminosas ("grãos contidos em vagens") em sua dieta, você terá todos os aminoácidos necessários para uma vida saudável – isso vale até mesmo para atletas buscando ganho de massa e hipertrofia muscular. Além dos aminoácidos, elas também são ricas em Ferro, Zinco, Cálcio, Fósforo, Potássio, vitaminas do complexo B, (exceto a B12) e ácido fólico. Para cada uma delas, recomendo que você tenha um jeito preferido de comer. Por exemplo, adoro lentilhas na lazanha de berinjela (fica igual carne moída no molho de tomate).

Um detalhe que muita gente ignora é a importância de deixar as leguminosas de molho em água por no mínimo 8 horas. (em nossa casa, trocamos a água a cada 8 horas e deixamos um total de 24 horas). Isto é importante por dois motivos:

- **Eliminação dos antinutrientes**. Você sabia que as plantas também tem mecanismo de defesa? Já que elas não podem correr e fugir como os animais, elas têm substâncias chamadas antinutrientes que tiram o estímulo dos "predadores" de consumirem suas sementes. Elas geram desconforto abdominal, flatulência, e até mesmo dor de cabeça em algumas pessoas. Ao deixar as leguminosas de molho, você evitará estes problemas!

- **Biodisponibilidade das proteínas e minerais**. Embora ricas em proteínas e outros nutrientes, a biodisponibilidade (capacidade de absorção de nosso organismo) não é tão elevada. No entanto, pode ser melhorada com as 8 horas de molho.

Queria comentar que não sou vegetariano ou vegano, mas sim semivegetariano. Isso significa que raramente como carne, mas não deixo passar um churrasco de carne vermelha umas 3-4 vezes por ano. Além disso, queijos, ricos em vitamina D e cálcio, decididamente fazem parte de minha dieta. Vale destacar que você não precisa se tornar semivegetariano, vegetariano ou vegano da noite pro dia. Uma opção é o reducetarianismo, onde você retira os alimentos de origem animal de sua dieta apenas uma dia por semana.

Agora vamos falar sobre a importância da suplementação alimentar. "Como assim, mesmo seguindo todas as dicas destas cápsulas ainda preciso de suplementos?". A resposta infelizmente é sim, e falo isso sem nenhum conflito de interesses, não quero te vender nenhuma cápsula além das 13 contidas neste livro. Existem duas razões para a necessidade de suplementação alimentar:

- **A absorção de nutrientes por nosso organismo não é a mesma de nossos pais e avós...** porque 1. nossa flora intestinal é afetada pelo consumo frequente de antibióticos. No entanto, podemos minimizar este efeito consumindo substâncias com potencial probiótico, entre elas a pimenta do reino e o gengibre [9] (que além disso aceleram nosso metabolismo, ver cápsula 7) e 2. as membranas celulares em nosso organismo não conseguem promover uma absorção eficiente, devido à presença de gorduras saturadas em nossos alimentos (que ao integrarem as membranas das células, diminuem sua capacidade de absorção de vitaminas e sais minerais)

- **Nossa comida hoje não tem o mesmo nível de nutrientes de 30-40 anos atrás**... devido à pobreza dos solos das grandes plantações e o uso indiscriminado de fertilizantes. Por exemplo, fertilizantes ricos em potássio (a grande maioria do mercado) inibem a absorção pelas plantas do magnésio – e como resultado disso, um dos grandes males de nossa geração é a deficiência deste mineral, que causa dificuldades de sono, descontrole do açúcar no sangue (primeiro passo rumo ao diabetes), depressão e até mesmo redução da imunidade – um estudo recente aponta que a deficiência de magnésio pode até aumentar a susceptibilidade ao COVID-19 [10].

Minha vida melhorou muito depois que comecei a tomar um copo de água por dia aditivada com cloreto de mágnesio, bicarbonato de sódio (ambos disponíveis em farmácias) e sal rosa do Himalaia. Também recomendo a suplementação com vitamina C, e de acordo com a orientação de um nutrólogo, vitamina B12 - especialmente para quem consome pouca carne como eu (pois a carne vermelha é rica em vitamina B12). O grão de bico contém vitamina B12, mas sua biodisponibilidade é muito questionável.

Cápsula 11 – Nootrópicos... o que é isso?

Em nossas primeiras cápsulas, falamos sobre importantes substâncias em nosso organismo: dopamina, ocitocina, serotonina, endorfina e melatonina. O que todas essas "ninas" têm em comum? São hormônios, e eles ficam perambulando por nossa corrente sanguínea até se ligarem em células que têm receptores para elas. Vimos que dependemos destes hormônios para viver melhor.

Existem outras substâncias que também se deslocam dentro de nosso corpo, só que em trajetos muito mais curtos (quase sempre de uma célula nervosa para outra) – são os neurotransmissores. Veremos nesta cápsula que garantir a sua disponibilidade também é muito importantes para nosso bem-estar, sobretudo no que chamamos de desempenho cognitivo (a capacidade de manter o foco, raciocinar e lembrar melhor).

Os nootrópicos (também chamados de drogas da inteligência) são compostos que nos ajudam a garantir níveis adequados dos neurotransmissores. Existem centenas deles no mercado, e vários demandam prescrição médica. Vamos apenas falar dos que podem ser adquiridos livremente no mercado como suplementos alimentares.

O primeiro que vamos mencionar é a creatina. Ela é muito famosa nas academias por aumentar o desempenho muscular dos atletas, mas constatou-se nos últimos anos que ela também tem uma ação importante na memória, aumento da velocidade de raciocínio, redução do cansaço mental e até efeito anti-depressivo [11]. Ela tem um efeito ainda mais significativo em vegetarianos e veganos, que por não ingerirem carne tem níveis mais baixos de fosfo-creatina [12].

Outro nootrópico bem interessante é o ômega-3, disponível naquelas famosas cápsulas cor de mel. Ele contém DHA, uma substância que melhora a memória, além de também evitar transtornos mentais como a depressão. Outro nootrópico bem conhecido é o Ginkgo Biloba, uma erva medicinal que é um santo remédio para a nossa mente. Experimente algum destes nootrópicos e veja como fazem toda a diferença no seu desempenho mental!

Mas eu quis deixar para o final minha bebida nootrópica favorita: café expresso com uma cápsula de 100 mg de L-teanina. Costumo tomar um combo desses às 11 da manhã (e vocês devem lembrar que pela manhã tomo um café *bulletproof*, às 8). Bebidas à base de cafeína tem um efeito de aumentar a capacidade de concentração e foco, mas fazem isso com um preço alto: dali a poucas horas, você começa a sentir ansiedade e às vezes até tremores e taquicardia. No entanto, combinado com a L-teanina (que aumenta a produção de neurotransmissores), o efeito de aumento na concentração passa a ser maior e mais duradouro. Se preferir algo mais natural, combine chá verde (fonte natural de L-teanina) com café. É uma delícia!

Cápsula 12 – Manteiga ou margarina?

A resposta direta é "manteiga". As duas são as queridinhas do pão na chapa em São Paulo (se bem que o requeijão está chegando perto na popularidade também), mas por muitos anos fomos condicionados a pensar que a margarina é mais saudável, por não conter colesterol (pois é de origem vegetal) e ter menos gorduras saturadas.

Mesmo tendo uma origem vegetal (normalmente óleo de soja ou milho), a margarina tem um processo de produção industrial tão complexo que resulta em um produto que, não se espantem, parece muito com o plástico! Não preciso nem falar que nosso organismo tem certa dificuldade em digerir algo assim. A manteiga, além de ser mais facilmente assimilada, é mais eficiente na absorção de vários nutrientes lipossolúveis (solúveis em gorduras), como as vitaminas A e K.

É verdade que a manteiga tem mais gorduras saturadas que a margarina... mas aqui o segredo é a quantidade ingerida: em ambos os casos, nem sonhe em consumir mais do que uma colher de sopa por dia. Vale destacar que as duas tem mais ou menos a mesma quantidade de calorias.

Por último, a manteiga é mais gostosa... esse não pode deixar de ser um fator de decisão em nossas vidas. Ela se encaixa perfeitamente em nosso café bullet proof (veja a cápsula 6) e faz toda a diferença no cuscuz nordestino, na tapioca, ao fritar um bife, entre tantas outros pratos. Se você for forçado a usar margarina em alguma receita, por uma textura no bolo que às vezes só ela dá, evite pelo menos usar marcas que não tenham destacado no rótulo que são isentas de gorduras trans – vale inclusive usar as que tem o sêlo de Qualidade da Associação Brasileira de Cardiologia.

Cápsula 13 – Ria de si mesmo e não pare de aprender

No momento em que estou concluindo este livro, estou me aproximando dos 45 anos. Quando era criança, pessoas desta idade eram consideradas de meia-idade (um eufemismo para velho). Sinto-me tão cheio de vigor e entusiasmo como quando tinha uns 25-30 anos, e acredito que o segredo para isso, além de tomar todas as cápsulas anteriores, é nunca parar de aprender. Continuei fazendo isso mesmo depois do doutorado – idiomas, instrumentos musicais, novos esportes, novos desafios no trabalho... manter a mente "em forma" é tão importante quanto cuidar do corpo. E ao aprender, não podemos ter medo de errar. Já viram o que acontece quando uma criança que está aprendendo a andar cai no chão? Se ela não chorar por causa da dor, ela só dá risada, levanta e tenta mais uma vez. Não tem vergonha do seu erro, nem se desmotiva pelo seu "fracasso".

Em um experimento de psicologia com vários grupos de pessoas, que consistia em tentar fazer as torres mais altas possíveis com fios de espagete crus e um marshmallow no topo, o time que conseguiu fazer as torres mais altas eram crianças. Elas se divertiram na atividade. Além disso, não tinham medo de errar, fracassaram muitas vezes até chegar na torre ideal e não hesitaram em testar ideias "estranhas". Curiosamente, grupos de engenheiros falharam miseravelmente – usando suas ideias pré-concebidas do que consideravam "correto" no construção das torres [13]. Em algum momento em nossas vidas, perdemos esta inocência. Que tal, além de resgatar os hábitos dos seres humanos do passado, também resgatarmos a criança que ainda existe em nós?

Esta é a última cápsula deste livro. Espero que tenham gostado!

Bibliografia

1. Grossman L. *2045: The Year Man Becomes Immortal.* [Revista Time]. Fev 2011.
    Disponível em:
    <http://content.time.com/time/covers/0,16641,20110221,00.html>
    Último acesso em 20/09/2020.
2. Regional Arts Commission of St. Louis [Internet]. St. Louis.
    Disponível em:
    <https://racstl.org/public-art/self-made-man/>
    Último acesso em 25/09/2020
3. Walker, MP. *Why We Sleep: Unlocking the Power of Sleep and Dreams.* New York, NY : Scribner, an imprint of Simon & Schuster, Inc. 2017.
4. Chevalier G, Sinatra S, Oschman J, Sokal K, Sokal P. *Earthing: Health Implications of Reconnecting the Human Body to the Earth's Surface Electrons.* Journal of Environmental and Public Health. 2012: Article ID 291541.
    Disponível em: <https://doi.org/10.1155/2012/291541>
    Último acesso em 29/09/2020.
5. Cho YM, Ryu SH, Lee BR, Kim KH, Lee E, Choi J. *Effects of artificial light at night on human health: A literature review of observational and experimental studies applied to exposure assessment.* Chronobiology International. 2015; 32(9): 1294-1310.
6. Galluzzi L, Pietrocola F, Bravo-San Pedro JM, Amaravadi RK, Baehrecke EH, Cecconi F. *Autophagy in malignant transformation and cancer progression. The EMBO journal.* 2015; 34(7): 856-880.
7. Pereira, LLS *et al . Atividade das glicosidases na presença de chá verde e de chá preto.* Rev. Bras. Plantas Med. Dez 2010; 12(4): 516-518.
    Disponível em:

<http://www.scielo.br/scielo.php?script=sci_arttext&pid=S1516
-05722010000400017&lng=en&nrm=iso>
Último acesso em 29/12/2020.

8. Iury Martins Pontes G, Sampaio Ferreira E, Pereira de Almeida L., Lopes Matias de Oliveira P. *Perfil epidemiológico bucal de pacientes cardiopatas em uma unidade de terapia intensica.* Cadernos ESP, Ceará. Jan-jul 2017; 11(1): 10-17.
Disponível em:
<https://cadernos.esp.ce.gov.br/index.php/cadernos/article/view/108/116>
Último acesso em 22/11/2020.

9. Lu QY, Summanen PH, Lee RP, Huang J, Henning SM, Heber D, Finegold, SM, Li Z. *Prebiotic Potential and Chemical Composition of Seven Culinary Spice Extracts.* Journal of food science. 2017; 82(8): 1807–1813.
Disponível em:
<https://doi.org/10.1111/1750-3841.13792 >
Último acesso em 12/12/2020.

10. Taylor CW, *Combating COVID-19 and building immune resilience: a potential role for Magnesium nutrition?.* J. Am. Coll Nutr. nov-dez 2020; v.39(8): 685-693.
Disponível em:
<https://pubmed.ncbi.nlm.nih.gov/32649272/ >
Último acesso em 05/12/2020.

11. Rae C, Digne AL, McEwan SR, Bates TC. *Oral creatine monohydrate supplementation improves brain performance: a double-blind, placebo-controlled, cross-over trial.* Proc Biol Sci. Out 2003; 270(1529): 2147-2150.
Disponível em:
< https://www.ncbi.nlm.nih.gov/pmc/articles/PMC1691485/>
Último acesso em 05/01/2021.

12. Watanabe A, Kato N, Kato T. *Effects of creatine on mental fatigue and cerebral hemoglobin oxygenation.* Neurosci Res. Abr 2002; 42(4): 279-285.

13. Wujec T. *Construa uma torre, construa uma equipe.* [Ted Talk]. 2010.
Disponível em:
<https://www.ted.com/talks/tom_wujec_build_a_tower_build

a_team?utm_campaign=tedspread&utm_medium=referral&utm_source=tedcomshare >
Último acesso em 08/10/2020.

a_team?utm_campaign=tedspread&utm_medium=referral&utm_source=tedcomshare >
Último acesso em 08/10/2020.

www.ingramcontent.com/pod-product-compliance
Lightning Source LLC
Chambersburg PA
CBHW061539250726
48657CB00006B/2270